T₉₅
80

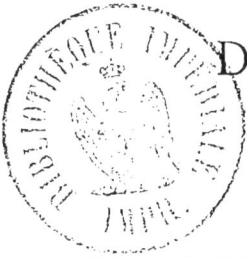

DE L'ABUS

DES

BOISSONS ALCOOLIQUES

25
80

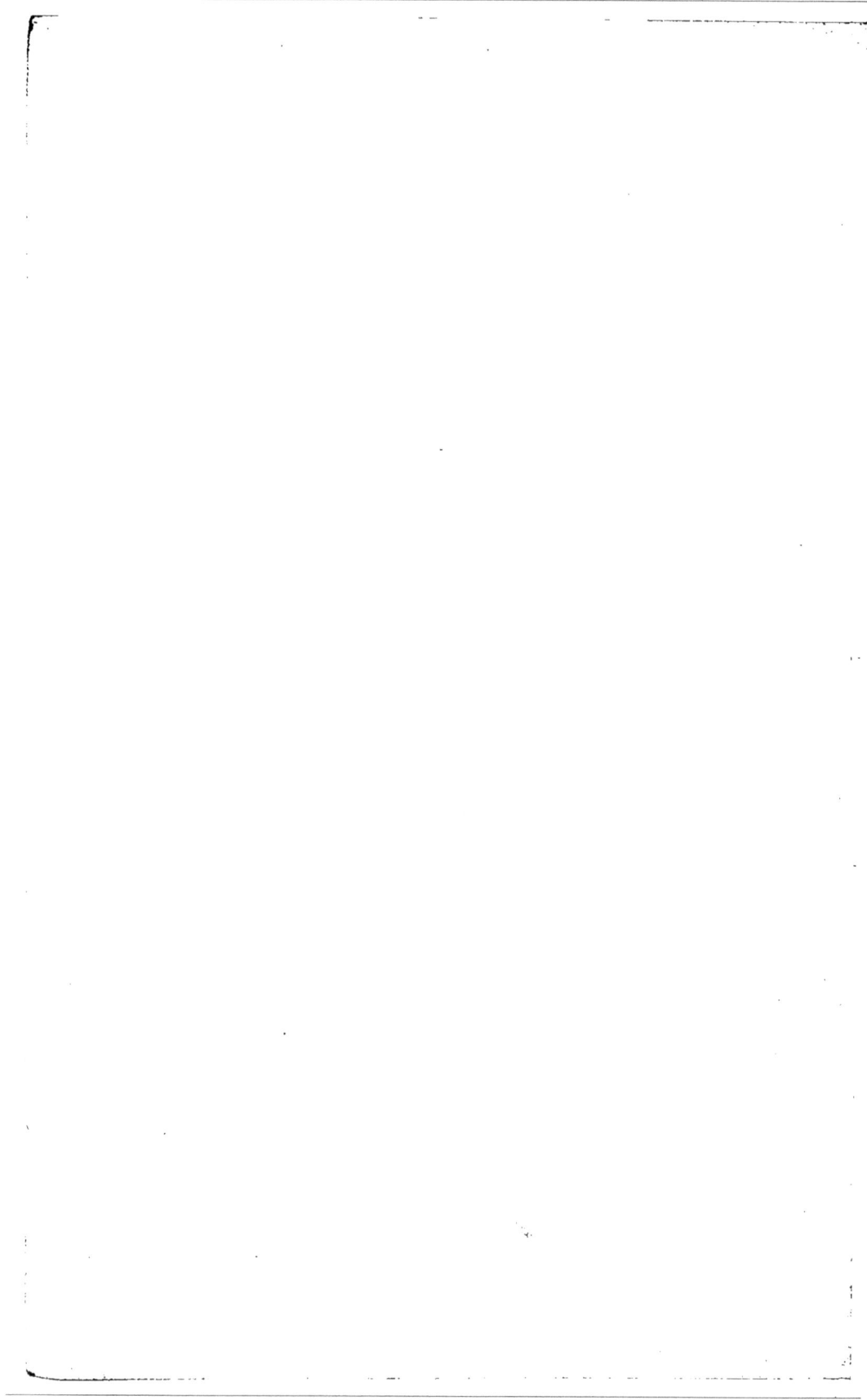

DE L'ABUS

DES

BOISSONS ALCOOLIQUES

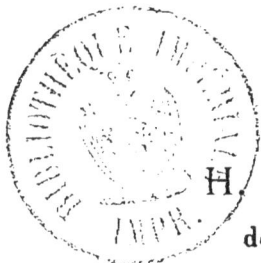

PAR LE DOCTEUR

H. BENOIT
de Giromagny

La tempérance est la mère de la santé.
Proverbe.

BELFORT

TYPOGRAPHIE ET LITHOGRAPHIE CLERC

——

1864

DE L'ABUS

DES BOISSONS ALCOOLIQUES

CHAPITRE I.

—

LE POISON.

L'homme va sans cesse se perfectionnant , disent les penseurs de tous les âges, et, depuis son origine, l'humanité avance sur la route du progrès qui est à la fois son but et sa loi. Hélas ! cette route, dont la longueur est inconnue, a ses détours et ses obstacles et quelquefois elle paraît faire de brusques retours sur elle-même et rétrograder au-delà de son point de départ. Souvent, en effet, au lieu du progrès, on trouve la décadence, et l'humanité, au lieu de marcher en avant, semble reculer. L'esquisse des maux qu'entraîne l'abus des boissons alcooliques, esquisse que je vais essayer de tracer, vous offrira un triste exemple des dégénérescences qui peuvent atteindre l'espèce humaine et la mener à sa ruine, si quelqu'effort généreux et puissant ne vient l'arracher à la funeste influence d'un poison mortel dont les ravages prennent chaque jour une extension de plus en plus grande.

L'habitude de prendre des liqueurs alcooliques avec excès est plus qu'une passion dans le sens ordinaire du mot, c'est une véritable maladie, entraînant la décrépitude physique et morale de l'individu, puis la dégénérescence et finalement l'extinction de l'espèce. En d'autres termes, l'ivrogne confirmé meurt paralytique et dément, et sa descendance, frappée de stérilité, s'éteint après une ou deux générations de criminels pervers, d'idiots ou de fous. Mes paroles ne sont donc pas une homélie en faveur de la dignité humaine compromise, mais les conseils d'un médecin aux victimes toujours volontaires et toujours plus nombreuses d'une maladie cent fois plus funeste à l'humanité que toutes les pestes du monde.

Mais avant de décrire la maladie alcoolique, un mot sur l'histoire du poison qui la produit. Il y a bien longtemps qu'on boit du vin et la culture de la vigne remonte à une époque si lointaine que Bacchus, son premier propagateur, appartient à la période légendaire et anté-historique de l'humanité. Cette liqueur a joué un rôle si considérable dans le développement des sociétés que pas une n'oublie d'inscrire au rang des hommes dont l'histoire doit garder les noms, celui des inventeurs ou des premiers propagateurs de cette liqueur presque partout appelée divine : témoin Noé auquel se rattache aussi populairement la première culture de la vigne que le fait d'avoir sauvé l'humanité du déluge. Vous dire combien de poètes ont chanté le vin et ses bienfaits, serait trop long, et ce n'est pas précisément l'apologie de cette liqueur traîtresse que j'ai à vous faire aujourd'hui. Loin de moi cependant l'artifice d'exagérer le mal pour mieux le faire craindre, et je serais ingrat envers le plus précieux réconfortant des convalescents et des faibles, si je ne proclamais, dès maintenant, que l'usage modéré du vin est le plus souvent utile et salutaire et bien rarement nuisible et pernicieux. C'est contre l'abus que je m'élève aujourd'hui et que je veux exciter votre réprobation. Cette réserve étant faite, poursuivons. La découverte de l'*esprit de vin* que les Chinois et les Indous fabriquaient, sous le nom de arack, en appliquant au riz les procédés de distillation, remonte au 11e siècle. Un alchimiste arabe qui cherchait la pierre philo-sophale, découvrit l'art de distiller le vin. Cette préparation reçut le nom d'*alkohol* qui était celui d'une poussière d'or très fine dont on se servait pour rehausser le teint des femmes, sans doute parce que l'absorption de l'alcool donne aussi bon visage et teint coloré. Pendant deux siècles l'âcreté de ce produit le fit garder comme un poison dans les laboratoires de chimie, puis pendant deux autres siècles, on l'employa en pharmacie sous forme de médicament. Plus tard ses vertus médicamenteuses trouvèrent des apologistes passionnés; on lui accorda des propriétés hygiéniques extraordinaires et l'on commença à en prendre non plus uniquement pour se guérir, mais bien pour s'empêcher de devenir malade. Ce fut une panacée, un remède à tous les maux, à tel point qu'un écrivain allemand du 16e siècle, Theoricus, parlant de l'usage sagement modéré du nouveau produit, disait : « l'eau-de-vie (c'est le « nom, devenu hélas! une antiphrase terrible, que reçut la « nouvelle drogue), l'eau-de-vie retarde la vieillesse, elle fortifie « la jeunesse, elle aide à la digestion, elle détache les phlegmes, « elle dissipe la mélancolie .. » et ainsi pendant de longues pages où il énumère toutes les maladies qui peuvent atteindre l'homme, et que, d'après lui, l'eau-de-vie peut guérir.

L'alcool n'était encore qu'un médicament, mais bientôt l'abus succéda à l'usage et, dans toutes les classes de la société, du palais des grands à la chaumière des pauvres, les gens qui n'avaient pas à leur portée l'abondance du vin, y substituèrent celle de l'alcool. Vers le milieu du 17e siècle, l'industrie aidée de la science et poussée par l'amour du gain, trouva le moyen de fabriquer de l'alcool avec du grain, des fruits, de la pomme de terre, des betteraves, etc. Jugez de l'activité qu'on mit à distiller à flots la précieuse et rare liqueur, dont l'usage devint alors accessible à tout le monde. Aussi la con-sommation s'augmenta dans des proportions effrayantes, ainsi que le témoignent les données suivantes.

Dans le royaume de Prusse, on distille, chaque année, le grain qui suffirait à nourrir un million et demi d'habitants, et les pommes de terre qui en alimenteraient *quatre* millions. Le seul impôt des boissons a produit à l'Etat, en 1849, 23 millions de francs.

Dans tout le Zollverein, on boit annuellement 367 millions de pintes d'eau-de-vie, d'une valeur de 457 millions. On évalue à 350 mille le nombre des buveurs qui sont réduits à réclamer honteusement les soins de la médecine, à 40 mille ceux qu'atteint chaque année la fièvre des ivrognes, et à 200 mille les pauvres par le fait d'ivrognerie. De plus les neufs dixièmes des accidents qui surviennent, le quart des grands crimes, et les deux tiers des autres délits sont la suite de l'ivresse.

En Suède, le mal est encore plus ancien et plus considérable. On y compte 160 mille distilleries, qui produisent 200 millions de litres d'eau-de-vie. Or, il y a en Suède 3 millions d'habitants ; mettons que la moitié se livre aux excès alcooliques, cela fait de 80 à 100 litres d'eau-de-vie par année et par personne.

En France, la consommation annuelle de l'eau-de-vie est de 147,500,000 litres, proportion encore formidable, puisqu'on peut évaluer à 100,000 le nombre des individus dont l'existence est compromise par l'ivrognerie.

En Angleterre il y avait déjà au 16e siècle des débitants qui faisaient afficher sur leurs boutiques : *Ici on peut s'enivrer pour un penny (deux sous) ; on peut être mort-ivre pour 4 sous, y compris la paille jusqu'à ce qu'on soit dégrisé.* Aujourd'hui la consommation s'élève à 180 millions de litres, tout cela pour fournir au pays, dit un écrivain, les deux tiers de ses pauvres, les trois quarts de ses criminels, et dans certains endroits, les quatre cinquièmes de ses repris de justice. Sur 1271 aliénés de Londres, 749 le sont devenus par l'alcool.

En Amérique, où le prix de l'eau-de-vie est descendu, quelquefois, à moins de 30 centimes le litre, la consommation, pour une population de 12 millions d'habitants, avant 1827, s'élevait à 72 millions de gallons. La perte annuelle qui résulte pour le pays de l'usage des liqueurs fortes, est estimée, par un publiciste à 560 millions de francs.

Ces données, puisées à des sources authentiques, suffisent à vous donner une idée de l'infernale rapidité avec laquelle la production de l'alcool s'est multipliée et à vous démontrer l'immensité des ravages que doivent produire les flots d'une liqueur âcre et dévorante. Voilà le poison, passons à la maladie.

CHAPITRE II.

—

LA MALADIE

Je ne m'arrêterai pas à vous décrire les effets que produisent les liqueurs alcooliques dans l'organisme de celui qui vient d'en avaler. Au début, il y a excitation générale de toutes les fonctions, sensation d'activité et de bien-être; puis, la dose croissant, exaltation, délire, stupeur, perte de connaissance et mort, si la quantité a été assez forte. Chaque année on ramasse sur la voie publique, un nombre considérable d'individus dont la mort n'a pas d'autre cause qu'une ivresse poussée à ses dernières limites. En une seule année, dans le canton que j'habite, j'ai été appelé à constater la cause de mort de onze individus, trouvés sur les chemins et qui avaient succombé à l'ivresse. Il n'entre pas non plus dans ma pensée de vous énumérer

toutes les maladies ou infirmités spéciales aux buveurs, car s[i]
j'avais à vous faire l'histoire complète des effets de l'alcool sur
l'homme, comme un professeur de médecine le ferait à ses
élèves, il me faudrait passer en revue tousles organes et toutes
les parties du corps humain pour vous faire la description des
latérations que l'on rencontre partout. Je me bornerai à quel-
ques-uns des traits qui caractérisent l'*alcoolisme*, c'est le nom
usuel de la maladie qui nous occupe, et pour cela je vais vous
communiquer l'histoire d'un buveur , telle que la rapporte le
savant aliéniste de Rouen, le docteur Morel, dans son *Traité
des dégénérescences physiques et morales de l'espèce humaine.*

« Un homme âgé de 40 ans, abusait depuis dix à douze ans
des liqueurs alcooliques au point d'en absorber journellement
six ou huit verres. Il paraissait résister assez bien aux effets
de ce poison et sa santé générale n'en était pas notablement
altérée. Toutefois, dans les trois ou quatre dernières années , on
remarqua des changements inquiétants dans sa constitution ,
et un phénomène connu sous le nom de *delirium tremens,*
fut le précurseur des troubles excessivement grave dans le
système nerveux. Bien loin de modifier ses habitudes, cet ivrogne ne fit que s'y plonger d'une manière de plus en plus
funeste. Irrégulier dans tous ses repas, son dégoût pour les
aliments augmenta dans la proportion toujours croissante de
ses libations.

« Un tremblement particulier des mains vint à se manifester
chaque matin à son réveil. Ce tremblement se renouvelait
dans le jour après le moindre effort. Le malade fut le premier à
'apercevoir que ses forces ne répondaient plus aux exigences
d'un travail soutenu , et tout en se plaignant de ce qu'il appe-
lait l'*affaiblissement de ses nerfs*, il ne concevait d'autres remè-
des que celui des doses toujours croissantes d'alcool. L'exaltation factice qui en fut le résultat, lui sembla d'un bon augure,
et le remède était d'autant plus fréquemment renouvelé, que
notre ivrogne y trouvait la satisfaction de son funeste penchant.

« Plus tard , il fut sujet à un trouble nerveux d'un nature
particulière. Il lui semblait que momentanément un voile s'é-
tèndait devant ses yeux, le phénomène avait lieu tous les ma-
tins et se renouvelait pendant le jour à la moindre contention
de l'organe de la vue. Il éprouvait en même temps un certain

tremblement de la langue, et c'était surtout au moment du réveil que l'hésitation dans la parole était appréciable. Le sommeil commença aussi à se troubler; les nuits devinrent agitées et des rêves effrayants se succédèrent sans relâche. Il ne s'endormait plus sans ressentir des fourmillements sous la peau des extrémités inférieures, ainsi que des tiraillements et des mouvements convulsifs dans les mollets. Bientôt ces mêmes phénomènes se présentèrent pendant le jour, et leur persistance jetait le malade dans des troubles inexprimables. Il se rendait compte parfaitement de la nature de ces impressions, en se plaignant de sentir des fourmis ou d'autres animaux remonter des extrémités inférieures vers les bras et les mains et descendre vers le tronc; mais aussi lorsque sous l'influence d'un redoublement d'énergie, il se livrait à une marche forcée, les tremblements et la faiblesse des extrémités inférieures semblaient momentanément disparaître.

« Cependant le malade ne tarda pas à s'inquiéter de cet ensemble de symptômes fâcheux. Avait-il marché dans la journée plus qu'à l'ordinaire, ses genoux s'entrechoquaient lorsqu'il se tenait debout, et quand arrivait le soir, la faiblesse était bien plus grande encore. Ses doigts ne pouvaient alors serrer les objets que sa main saisissait. Cette diminution dans les forces de la motilité, fit de rapides progrès et s'étendit aux muscles de la région lombaire. Il en fut réduit à ne plus pouvoir se tenir ni debout, ni assis et la position horizontale devint sa seule ressource.

« A mesure que la paralysie augmentait, la sensibilité allait en s'affaiblissant. Les extrémités des doigts et des orteils furent d'abord compromises ; l'engourdissement atteignit ensuite la région dorsale des mains et des pieds, et s'étendit plus tard aux avant-bras et aux jambes. Cette diminution de la sensibilité se changea en une véritable anesthésie des doigts et des orteils; et elle gagna progressivement les parties supérieures avec cette circonstance remarquable que la sensibilité n'était pas complétement disparue dans la région musculaire interne des bras et la région postérieure des jambes.

« Un phénomène d'un autre genre ne tarda pas à se montrer avec l'augmentation de la paralysie et de l'insensibilité musculaire. Le malade éprouva des vertiges ; d'abord il

lui semblait qu'il était soudainement plongé dans une obs_
curité profonde ; puis la crainte de défaillir et de choir s'empa
rait de lui. Cette crainte enfin se changeait en réalité, et s'il ne
saisissait à temps les objets environnants, sa chute était inévitable.

« Dans cette même période il eut des hallucinations surtout
vers le soir, avant de s'endormir ; il n'était pas rare que le
sommeil en fût troublé. Les hallucinations les plus fréquentes
étaient celles de la vue, et alors il voyait des figures d'hommes
et surtout d'animaux immondes ; parfois aussi, il lui semblait
entendre des voix... Il arriva toutefois que, grâce à l'intervention médicale, il y eut une période de rémission dans l'ensemble
de ces symptômes alarmants. Effrayé sur sa propre situation,
le malade renonça momentanément à ses fatales habitudes, et
l'amélioration dur aussi longtemps qu'il fut possible de lui
faire accepter une vie régulière et une hygiène convenable ; mais
ses funestes penchants prirent bientôt le dessus et il récidiva.

« Les phénomènes pathologiques antérieurement décrits ne
tardèrent pas à reparaître. Les digestions devinrent de plus en
plus pénibles et il en résulta des aigreurs et des vomissements.
Le dégoût pour la nourriture augmenta tous les jours aussi et
l'ingestion des aliments était accompagnée d'un sentiment de
tension et d'un état d'oppression dans la région de l'estomac.
L'amaigrissement fit des progrès rapides, et la peau prit cette
teinte blafarde et légèrement jaunâtre, si caractéristique chez
les individus arrivés à cette période d'intoxication. Les fourmillements des membres se compliquèrent bientôt de mouvements spasmodiques et de crampes dans les muscles des jambes.
Les crampes existaient surtout dans les muscles des mollets et
dans les fléchisseurs des jambes ; la durée en était variée et la
douleur plus ou moins vivement ressentie. Les spasmes et les
crampes ne tardèrent pas à se généraliser, et la forme convulsive, avec perte complète de connaissance, vint inaugurer
une série de phénomènes de plus en plus inquiétants, les convulsions ressemblaient à de véritables accès épileptiques,
accompagnés de délire et d'hallucinations. La vision était
troublée ; tout effort continu pour fixer la vue sur un point
déterminé, amenait la confusion des objets ; la lecture devint
impossible. La mémoire et l'intelligence n'avaient pas encor

complétement disparu ; mais les facultés s'affaiblissaient notablement. La famille justement alarmée fit de nouveau intervenir l'autorité médicale et il y eut encore un temps d'arrêt dans cette position malheureuse. L'amélioration fut telle qu'on put concevoir de légitimes espérances ; mais les précautions prises dans l'intérêt de la direction morale du malade étaient inefficaces. Il aurait fallu, depuis longtemps isoler dans une maison de santé cette triste victime de l'irrésistibilité de ses penchants, tandis que ce malade avait malheureusement l'entière liberté de ses actes ; aussi ne tarda-t-il pas à se livrer avec une nouvelle fureur à sa boisson de prédilection. Tous les symptômes anciens reparurent avec une intensité nouvelle, et la douleur, qui jusque-là était tolérable, atteignit bientôt ses limites extrêmes...

« Arrivé à cette période, le malade ne devait plus laisser aucun espoir à sa famille. Privé d'ailleurs de son intelligence, réduit par suite de son abrutissement à l'insensibilité morale la plus complète, ses forces diminuaient de jour en jour, et rien ne pouvait plus arrêter la marche progressive et fatale de ces symptômes alarmants. La peau devint parcheminée, les jambes étaient enflées et les fonctions digestives profondément troublées. Le délire, tout en continuant sans interruption, ne se montrait plus néanmoins sous la forme d'exacerbations violentes. Le patient murmurait entre ses lèvres des mots inintelligibles, son regard était stupide et parfois hagard, sa figure abrutie, et lorsque la mort vint terminer cette triste existence, depuis longtemps déjà les manifestations de la conscience étaient complètement abolies. La paralysie était devenue générale, et cette déplorable victime de l'alcoolisme était tombée dans la dégradation la plus hideuse. »

Tel est le récit des transformations par lesquelles passent les buveurs d'alcool, pour aboutir à la dégradation la plus ignoble et à la mort de la brute.

Tous cependant n'arrivent pas à ce degré extrême de décrépitude physique et morale, car le plus souvent une maladie, légère pour tout le monde, mais toujours mortelle pour l'ivrogne est venue terminer brusquement cette lamentable existence. Faut-il vous énumérer les nombreuses affections auxquelles succombe prématurément le buveur : phthisie, maladies de foie, de l'estomac, du cerveau, du sang, etc., etc. ? Ne savez-vous pas que la plupart des maladies aiguës sont presque toujours fatales aux ivrognes ? Chaque jour on entend dire : *Un tel est mort, c'est l'eau-de-vie qui l'a tué.* Il n'était cependant pas encore abruti ; mais une indisposition lui est survenue, et son corps, saturé d'alcool, était devenu semblable à de la paille imprégnée de salpêtre, où la moindre étincelle allume un incendie que rien ne peut éteindre.

Si le tableau que je viens d'esquisser à vos yeux avait besoin de quelque sombre encadrement pour faire ressortir ses lugubres perspectives, je vous ferais la navrante histoire des misères sans nombre qui sont le partage de la malheureuse famille d'un ivrogne : Oisiveté et paresse, imprévoyance et découragement, désordre et pénurie, violence et scandale! A l'épouse la honte, le dégoût et la misère ; aux enfants, l'abandon, l'ignorance, le dénuement, et puis pour héritage.... Mais n'anticipons pas; je vous montrerai dans un instant le bel héritage que l'ivrogne laisse à ses enfants. Ne savez-vous pas que la majorité des pauvres, que vous secourez, doivent leur misère à l'ivrognerie ; qu'une grande partie des crimes ou délits se commettent dans l'exaltation du délire alcoolique; que l'universalité de ces jeunes gens, inhabiles à toute espèce de carrière, véritables fruits-secs, dans toute la rigueur du mot, ont été ainsi anihilés par l'habitude de boire ? Que vous dirai-je de plus, il faudrait un volume pour énumérer toutes les misères humaines qui tirent leur origine première de l'abus des boissons alcooliques.

« En résumé, dit le docteur Morel, parmi les ivrognes, les uns arrivent par une série de lésions nerveuses bien déterminées, soit de l'ordre physique, soit de l'ordre intellectuel , jusqu'à la paralysie générale. Les autres quoique profondément affectés dans la sphère de l'innervation, restent stationnaires et traînent une vie misérable, caractérisée au point de vue physique par un état spécial de cachexie et de marasme, et au point de vue moral par la manifestation des tendances les plus mauvaises et par l'abrutissement le plus complet. »

Cette bestiale décrépitude met, quelquefois, à se terminer par la mort ignominieuse dont vous venez d'entendre la description, un temps assez long pendant lequel le malheureux ivrogne est torturé par des douleurs physiques intolérables et sent son intelligence lui échapper peu à peu comme si la nuit se faisait, obscure et profonde dans tout son être, troublée seulement par la souffrance aiguë de la douleur, les fantômes de la folie, ou les crises effroyables de quelqu'affection convulsive. Mourir est peu de chose pour l'ivrogne, car il perd promptement toute faculté, même celle de savoir qu'il peut mourir, devenant en cela semblable au bœuf et au pourceau : mais vivre avec de hideuses infirmités, être un objet de dégoût pour tout le monde et une charge pour la société, est une condition pire que la mort. Avez-vous jamais assisté à une attaque d'épilepsie, et avez-vous pu voir sans une émotion indicible la hideuse scène qui se déroulait sous vos yeux ? Un homme marche dans la rue; rien en apparence n'attire sur lui l'attention; il porte quelque fardeau, ou semble tranquillement aller jouir du plaisir du grand air, tenant peut-être son jeune enfant par la main. Tout-à-coup un cri strident retentit, semblable à celui de quelque bête sauvage inconnue, car la volonté sans la convulsion est incapable de produire rien de pareil Ce cri immobilise ceux qui l'entendent, et tous les regards effrayés s'arrêtent, hagards, sur l'horrible spectacle qui les terrifie.

A terre, dans la fange et la boue, gît un être humain. Il est raide, violet, sans respiration, les yeux horriblement convulsés, la bouche remplie d'écume, tous les membres agités de secousses formidables, et la face grimaçante de la façon la plus hideuse. Il est tombé en travers du ruisseau qui l'inonde ; sa tête a porté contre l'angle du trottoir, et, d'une énorme plaie qui lui sillonne le front, s'écoule des flots de sang. Chacun croit qu'il expire, et un frémissement d'horreur agite la foule muette et pétrifiée. Mais au moment où la mort paraît certaine, un effort désespéré de respiration agite, avec un bruit strident l'écume qui emplit la bouche et le gosier, les secousses convulsives s'éloignent, les membres se détendent, la teinte bleue de la face est remplacée par une pâleur mortelle, la turgescence du cou disparaît et la respiration se rétablit. Le cadavre, car sauf la persistance de la respiration et des battements du cœur, le malheureux est un véritable cadavre, repose inerte dans la fange teinte de son sang et tous les stimulants possibles ne le feront revenir à lui que dans quelques quarts d'heure, pendant lesquels il est insensible à tout. Enfin il agite un membre, ouvre péniblement ses yeux égarés, ne se souvient de rien et s'étonne d'être au milieu d'une foule inconnue. Il prendrait son accident pour une fable, si la boue dont il est couvert, et la plaie dont il commence à s'appercevoir, ne lui attestaient la réalité de son malheur. On le relève hébété, la bouche encore pleine du sang écumeux qui s'écoule d'une morsure profonde de la langue. Mu par un sentiment analogue à celui qui poussa le bon Samaritain, vous vous êtes dès le premier moment précipité à son secours et vous le reconduisez à son domicile, suivi par son enfant en pleurs qui a assisté, sanglotant, à toute cette scène de désolation. Sa femme le reçoit chez lui avec plus de pitié que d'affection et sa triste résignation vous démontre que 'espoir a abandonné son cœur. « Hélas ! Monsieur, vous dit-« elle, l'ivrognerie a amené mon mari dans cet état. Rien ne «pourra jamais le guérir, car tout a été essayé et les médecins «m'ont ôté tout espoir. La misère est venue, car mon mari a « perdu son emploi, et bientôt la nécessité nous obligera à récla-« mer dans un hospice, une place où il puisse attendre la mort « à l'abri du besoin. Que vont devenir mes pauvres enfants ! »

Rien de plus hideux qu'un pareil spectacle, mais rien de plus vrai que la cause fréquente d'une aussi triste infirmité, qui devient *définitive*, *incurable* et, qui plus est, HÉRÉDITAIRE pour les descendants. Notez, en passant, le premier lods de l'héritage que l'ivrogne laisse à ses enfants. Je connais et ai soigné, dix épileptiques qui ont tous puisé leur maladie dans l'abus de l'eau-de-vie ; deux sont déjà morts pendant une attaque, et les huit autres ont des accès périodiques et incurables. Chaque année on les ramasse plusieurs fois frappés au milieu de la rue.

Eh bien que dites-vous de cette horrible conséquence de l'ivrognerie? Combien une mort prompte serait plus douce qu'une pareille vie ! Délire, convulsions et paralysie générale, voilà donc l'existence du buveur, s'il n'a pas là chance, heureuse pour lui et plus encore pour sa famille, de mourir d'une maladie intercurrente et accidentelle. N'avais-je pas raison de dire que l'ivrognerie est plus qu'une passion? Et ne pourrait-on pas ajouter que c'est plus qu'une maladie puisqu'elle est la négation même de l'humanité ?

Voyons maintenant ce qui arrive aux descendants de ces

êtres abrutis et indignes du nom d'hommes. Ici, je laisse encore la parole au savant médecin de St-Yon, sa compétence ne sera contestée par personne, et je cite quelques-unes de ses observations.

« Un homme appartenant à la classe instruite de la société, et chargé de fonctions importantes, parvint à cacher pendant longtemps aux yeux du public ses habitudes alcooliques, et sa famille souffrait seule de ses honteux débordements. Des cinq enfants qui durent le jour à une union dont les phases orageuses s'écoulèrent tristement au milieu des désordres du chef de famille et des angoisses de son épouse, un seul survécut qui révéla de bonne heure sa dégradation physique et ses mauvaises dispositions morales.

« Edouard ***, qui à l'âge de 19 ans fut amené à l'asile de Maréville, comme atteint d'aliénation mentale déterminée par l'excès des boissons alcooliques, avait été l'objet de tous les soins qui peuvent entourer l'unique héritier d'une belle fortune; mais tous ces soins avaient échoué contre la nature la plus perverse et le caractère le plus indomptable que l'on puisse se figurer. Des instincts cruels se révélèrent chez cet enfant à une époque de la vie où le jeu est l'unique préoccupation, le seul besoin de l'existence. Edouard n'avait d'autre plaisir que de torturer les animaux, et il portait dans ses actes de cruauté, un raffinement dont il est difficile de se faire une idée. Les punitions les plus sévères ne servirent qu'à aigrir cette nature désordonnée, dont les égarements étaient attribués comme cela arrive ordinairement, à une cause différente de celle qui existait en réalité. Edouard qui avait montré des aptitudes assez remarquables pour la lecture et le dessin fut placé au collége, mais les maîtres ne tardèrent pas à s'appercevoir que leurs soins restaient complètement stériles. Cet enfant, déjà frappé d'un arrêt de développement physique, et offrant dans les proportions de sa tête les caractères des microcéphales, ne pouvait atteindre dans la sphère intellectuelle qu'un degré, au-delà duquel tout progrès devenait impossible. Il devait irrévocablement rester toute sa vie ce qu'il était à cette époque de son existence, et un être arriéré dont les tendances malfaisantes ne pouvaient qu'augmenter avec l'âge et la possession de sa liberté. Or c'est ce qui ne manqua pas d'arriver aussitôt qu'il fut revenu dans sa famille. Il est inutile de décrire toutes les phases de sa dégénérescence consécutive : chez le jeune homme il y eut à noter cette circonstance particulière que les exemples de continuelle débauche que lui donnait son père, vinrent encore ajouter leur contingent d'activité à la fatale prédisposition organique qui pesait sur lui. Il fut définitivement sequestré.

« 2e *observation.* Né d'un père excentrique et adonné aux boissoins alcooliques, Charles X*** avait montré dès l'âge le plus tendre les instincts les plus cruels : placé de bonne heure dans divers établissements d'éducation , il fut successivement chassé de tous et renvoyé chez ses parents.

« On prit le parti de l'éloigner ; on le força à prendre du service avec l'espérance que la discipline militaire assouplirait cette nature indomptable : vain espoir ! ce malheureux jeune homme ne cessa de désoler sa famille par les excès les plus honteux. Il vendit ses effets militaires pour se procurer de l'eau-de-vie, et déserta ; il n'évita une condamnation capitale que grâce aux rapports des médecins qui conclurent à l'irrésistibilité du penchant à la boisson. Depuis cette époque il traîna sa triste existence dans divers établissements d'aliénés, en sorti plusieurs fois avec la promesse toujours renouvelée et incessamment violée de ne plus se livrer à ses excès alcooliques. Il serait difficile aujourd'hui de se faire une juste idée de son état de dégradation, et cet être abruti, complètement dégénéré, incapable même de se reproduire, finira ses jours dans la paralysie générale. »

3e *observation.* « On nous a amené, il y a quelques mois, un jeune malade de 18 ans qui par sa démarche vacillante, la fixité de son regard, l'injection de sa face et la prostration générale du système locomoteur peut donner également l'idée d'un état d'ivresse ou de paralysie. Lorsqu'on adresse la parole à cet aliéné, il sourit d'une manière stupide; sa figure s'injecte, sa bouche reste entr'ouverte et la salive en découle ; il ne répond que par *oui* ou par *non* longtemps après que la demande lui est faite, et les signes affirmatifs ou négatifs de ses pensées sont rarement en rapport avec les questions qui lui sont adressées. Les renseignements qui accompagnent l'entrée du jeune homme nous apprennent que son père est malade à l'asile depuis douze années déjà et nous profitons de cette circonstance pour mettre en présence le père et le fils. Ce dernier reste impassible devant l'auteur de ses jours. Le souvenir qu'il aurait pu en conserver ne peut être effacé par les années, puisqu'il était venu le voir il y a quelques mois et avait demandé à l'administration une place d'infirmier. Son état mental en présence de son père, ne subit aucune modification ; et depuis cinq mois que ce dernier a voulu le conserver sous sa garde spéciale, nous observons les mêmes phénomènes de stupeur et d'insensibilité, tant au moral qu'au physique.

« Le pronostic de cette affection si on l'isolait des causes qui l'ont amenée, serait difficile à établir ; mais il acquiert une liste signification, si on le rattache aux antécédents de la malheureuse famille du jeune aliéné.

« Son trisaïeul habitait les montagnes des Vosges et les tendances aux excès alcooliques si communs dans ce pays, avaient atteint chez cet homme une forme maladive : c'était un dipsomane dans toute la force de ce terme (buveur sans frein et sans limite). Il fut tué dans une querelle qui avait pris naissance au cabaret ; ce triste exemple ne corrigea pas son fils. Ce dernier, devenu maniaque, fut amené à l'asile. Après une première sortie, il fut réintégré et mourut des suites d'une paralysie générale. Il est le père du malade que nous avons depuis douze ans. Celui-ci eut des habitudes bien plus sobres que celles de ses ascendants, mais les dispositions héréditaires ont favorisé chez lui l'évolution d'un délire de persécutions. Quant à son fils, le jeune malade en question, il fut atteint, il y a huit mois, et sans cause connue, d'un accès de manie et tout nous fait craindre que cet état ne soit la transition à l'idiotisme consécutif. En suivant la succession des faits qui ont amené l'extinction de cette famille, nous remarquons :

A la 1re génération : Immoralité, dépravation, excès alcooliques, paralysie générale;

A la 2e génération : Ivrognerie *héréditaire*, accès maniaques, paralysie générale ;

A la 3e génération : Sobriété, tendances hypocondriaques, lypémanie, idées systématiques de persécutions, tendances homicides ;

A la 4e génération : Intelligence peu développée, premier

accès de manie à 16 ans, stupidité, transition à l'idiotisme, et en définitive, exinction probable de la vie.

« L'observation ultérieure a parfaitement justifié le pronostic énoncé plus haut. Le jeune malade est tombé dans un idiotisme complet et irrémédiable. »

Plus loin, l'auteur ajoute :

« Nous avons eu occasion d'observer les trois fils d'un individu livré à la débauche la plus crapuleuse, ils ont été tous les trois frappés de dégénérescence à divers degrés. Le premier a des accès de manie périodique, et son intelligence ne semble fonctionner que sous l'influence de ces secousses galvaniques imprimées à son cerveau par l'élément de la périodicité ; le deuxième est dans une morne stupeur et capable seulement d'un travail automatique, c'est un être nul ; le troisième est un idiot complet. »

Voulez-vous un volume de ces histoires lamentables ? Il me serait facile de vous l'écrire. Mais est-il besoin de rien ajouter pour démontrer que l'influence du poison alcoolique survit à la mort de celui qu'il tue et exerce ses ravages de génération en génération jusqu'à ce qu'il ait tout détruit. Connaissez-vous maintenant le funeste héritage que laisse l'ivrogne à ses enfants? Avais-je tort d'appeler le vice alcoolique la négation de l'humanité ?

Récapitulons les vérités que démontrent les faits précédents et nous aurons dans leur ensemble les traits principaux qui caractérisent l'ivrogne et son histoire.

Axiome : *Le buveur ne meurt jamais comme les autres hommes*, car ou il souffre inévitablement d'une maladie de l'estomac, du foie, du cerveau ou du cœur, etc. , qui lui apporte ordinairement une mort prématurée , ou bien il n'échappe pas à la gravité presque toujours mortelle pour lui des indispositions, maladies ordinaires ou épidémiques, — ou bien enfin, s'il échappe à toutes les causes de destruction, il meurt fou, idiot ou paralytique ;—pour sa famille, je l'ai dit, oisiveté, imprévoyance et misère ; — et pour ses enfants abandon, ignorance, hérédité de la passion de boire, de l'épilepsie ou de la folie et fatale prédisposition aux instincts pervers, à l'idiotisme et à la paralysie générale.

Voilà, de par l'observation et la science positive , le sort inévitable de l'ivrogne et de sa descendance.

Mlais arrêtons-nous. Assez de ces horreurs, allez-vous dire, et détournons les yeux du triste spectacle que nous offre le monde des asiles d'aliénés. Le monde des asiles d'aliénés!... Mais ce n'est point là du tout que j'ai pris mes modèles : c'est autour de vous que vous les trouverez. La passion de boire a envahi toutes les classes: Riches et pauvres , prolétaires et grands seigneurs, savants et ignorants , toutes les positions sociales fournissent des victimes à l'hydre insatiable. Education, position sociale élevée, charge d'âmes, rien ne préserve l'homme de cette passion funeste. Et pourquoi? Je vais vous le dire: c'est parce que son début passe insaisissable et inapperçu, que sa marche est lente et insidieuse et que, dès qu'elle est éclose, sa puissance est irrésistible et fatale. Un homme sobre jusqu'à ce jour , boit par entraînement, sans réflexion, pour faire ses affaires, dira-t-il, car c'est l'excuse des commerçants , surtout des marchands de vin et des cafetiers. Les libations de la veille appellent celles du lendemain, et le voilà bientôt dans un cercle vicieux qui se resserre et l'étreint avant qu'il ait eu l'idée et la force de le rompre. Si personne ne vient à son aide il est perdu, car il touche à ce moment fatal ou le malaise du lendemain ne peut se guérir que par un retour au poison de la veille. Combien ne connaissez-vous pas d'individus qui seraient incapables de se mouvoir s'ils n'avaient recours dès le matin à la bouteille. Ils vomissent tout excepté l'alcool et ne se tiennent convenablement debout qu'après avoir déjà copieusement bu. Comment rompre l'enchaînement fatal qui rive le malheureux buveur à son implacable habitude. Tel, que vous voyez se livrer chaque jour à des libations copieuses qu'il répète jusqu'au point où ses idées commencent à s'obscurcir, paraît n'être coupable tout au plus que d'une habitude répréhensible, plus nuisible à sa considération et à ses intérêts, qu'à sa santé qui se maintient florissante en apparence. Eh bien! Soyez son père, son ami ou son médecin et tâchez de lui faire rompre cette habitude qui vous paraît facile à détruire. Epuisez-vous en remontrances et en sermons, faites intervenir sa femme éplorée et malheureuse, ses enfants qu'il néglige et abandonne, ses affaires qui sont en péril! Réjouissez-vous, peut-être, en voyant arriver à votre aide la souffrance et la maladie qui apportent à vos paroles la démonstration expérimentale qui seule leur manquait. Hélas! vous vous appercevrez bientôt que tout est inutile, que la passion est devenue plus forte que la volonté, et que le mal continue sa marche envahissante, malgré tous les avertissements et toutes les remontrances, marche d'autant plus insidieuse et fatale qu'elle procède avec une lenteur qui fait croire à l'immobilité du mal.

Ne croyez pas que cet homme qui est fatalement condamné à boire et qui a déjà perdu la liberté de rompre avec son habitude, soit déjà un être abruti et dégradé. Pas encore; il est négociant et fait de brillantes affaires, il est médecin et jouit de la confiance de ses clients, il est prêtre et prêche la morale tout comme un autre, il est artiste et produit des œuvres encore dignes d'éloges. Que sais-je? C'est un homme en apparence aussi complet qu'un autre : seulement à ses heures d'ivresse, il se répète; il *rabâche*, comme on dit et devient désagréable. Mais comme il est lucide à ses moments de calme, il vous semble toujours qu'il faudrait bien peu de chose pour l'arracher à son funeste penchant. Eh bien, non, Toute tentative échouera invariablement et vérifiera le proverbe qui dit : *Qui a bu boira*. Pour ma part je n'ai jamais vu une seule guérison. *L'habitude de boire est une seconde nature; on peut l'empêcher de naître, mais la guérir, jamais.*

O vous! pères de famille, veillez avec sollicitude sur les habitudes de votre fils adolescent. Il s'enivrera d'abord par entraînement ou par imitation; mais il le fera bientôt par habitude. Malheur à lui, si dans ses veines coule le sang de quelqu'ascendant alcoolisé. L'hérédité et l'habitude en feront une victime assurée de la passion ébrieuse.

Et vous, jeune fille, qui allez choisir le compagnon de votre vie, fuyez, si l'on dit que votre fiancé aime boire. Vous avez toutes les chances d'épouser un ivrogne encore à ses débuts, mais bientôt incurable.

Tout cela est bel et bon, me dira peut-être quelqu'ami de la bouteille. Vous parlez comme un livre; mais tout ce que vous dites est l'affaire des brutes dont vous racontez l'histoire. Car vous ne me ferez jamais croire que moi, par exemple, qui a l'habitude de prendre un ou deux verres de vin blanc le matin,

mon absinthe avant dîner, de boire ma tasse avec le *gloria*,
bien entendu, puis la bière et le pousse-bière, qui ne consomme
que des liqueurs choisies, cognac, bitter, vermouth, chartreuse
et des vins excellents, je suis un ivrogne dans le sens où vous
l'entendez, quoiqu'il m'arrive, assez souvent, de me griser en
compagnie. Mettez si vous voulez que le temps et l'argent que
je gaspille au café, pourraient être mieux employés; d'accord.
Mais vous ne me persuaderez jamais que je suis sur le chemin
de l'hôpital. Vous n'avez qu'à voir ma mine pour être tout-
à-fait rassuré sur mon sort.

— C'est ce que nous allons voir, par expérience, et à la
minute. Votre verre est plein jusqu'au bord, ayez la bonté de
le prendre. Et bien! pourquoi donc en répandez-vous ainsi le
contenu ?

— Parbleu, c'est que ma main tremble. Il y a longemps que
je sais ça : je n'écris plus aussi bien qu'autrefois.

— Vous parliez franchement et vous marchiez comme un
cerf. Pourquoi bredouillez-vous maintenant et buttez-vous à
chaque instant ?

— Que sais-je ? Faiblesse des jambes ? Ma langue fourche
quelquefois; elle n'est cependant pas malade : voyez plutôt.

— Non, mais elle tremble comme votre main. Autrefois,
vous dormiez comme une marmotte. Comment se fait-il, (je
tiens ça de votre femme), que vous soyez la moitié de la nuit à
vaguer dans votre chambre et ne puissiez vous endormir sans
parler, gesticuler et vous débattre, tellement que vous ouvrez
depuis longtemps les yeux, sans reconnaître les objets ni les per-
sonnes qui vous entourent?

— C'est vrai, je dors mal et rêve beaucoup. Mais il y a anssi
du réel : j'ai eu affaire une de ces nuits avec une souris qui
avait envahi mon lit. Ma femme, que j'avais appelée, a eu beau
nier le fait, je suis certain de l'avoir vue. Et puis après ?

— N'allons pas plus loin : tremblement des membres, faiblesse des extrémités, perte du sommeil, hallucination : vous
êtes dûment convaincu d'être atteint du *delirium tremens*,
troisième degré de *l'alcoolisme confirmé* et je puis vous prédire
que vous en parcourrez fatalement toutes les périodes succes-
sives, à moins... qu'on ne vous mette *dès aujourd'hui à l'hôpital.*

Et moi, dit un autre, j'ai le même régime et me porte comme un pont neuf. Les liqueurs ne font pas de mal à tout le monde, vous le voyez bien par moi-même.

— Pourquoi donc le médecin vous a-t-il saigné l'autre jour, si vous vous portiez si bien?

— Excès de santé ! J'ai quelquefois des étourdissements et des palpitations : c'est le sang.

— Oui, le sang; mais votre sang est allumé par l'alcool et il vous fera mourir un de ces jours d'apoplexie, à moins que les *congestions*, pour lesquelles on vous saigne, ne soient le début de la paralysie générale : car c'est ainsi qu'elle commence.

On peut parier presqu'avec certitude que sur cent *habitués* d'un café ou d'un cabaret, il y en a quatre-vingt-dix qui ont déjà, par *l'habitude de consommations exagérées*, abrégé leur vie d'une large fraction, tout en conservant l'apparence de la santé la plus florissante. Vous le voyez : *il n'est personne à qui l'excès de boire ne fasse du mal.* — Je n'insiste pas' la chose est démontrée.

Si maintenant je voulais étudier l'influence des abus alcooliques sur la société, j'aurais à vous montrer des conséquences non moins déplorables. De même que l'ivrogne et sa descendance se dégradent et s'éteignent, ainsi les sociétés travaillées par l'usage abusif des liqueurs fortes, marchent vers leur décadence ou même leur destruction absolue. Ainsi s'éteint chaque jour davantage la race indienne du Nouveau Monde, du Mexique à la baie d'Hudson, refoulée qu'elle est par la conquête, et empoisonnée par *l'eau de feu*.

« Les choses en sont arrivées aujourd'hui à un tel point, dit le docteur Magnus Huss, en parlant du peuple de Suède, que si les moyens énergiques ne sont pas employés contre une habitude aussi fatale, la nation suédoise est menacée de maux incalculables... Le danger que fait courir l'alcoolisme à la santé intellectuelle et physique des populations scandinaves n'est pas une de ces éventualités plus ou moins probables, c'est un mal présent dont on peut étudier les ravages sur la génération actuelle. Il n'y a plus moyen de reculer devant l'application des mesures à prendre, dussent ces mesures léser bien des intérêts... Mieux vaut se sauver à tout prix que d'être obligé de dire : il est trop tard. »

Il est un fait irrécusable, c'est que sous le rapport des forces physiques et de la stature, le peuple a dégénéré et que des maladies spéciales, telles que la gastrite chronique, la chlorose et les scrofules se sont généralisées dans des proportions effrayantes.

« Il est bien certain, dit le professeur Bouchardat, que l'ivrognerie, en abrutissant les hommes, quand elle ne tue pas, diminue l'adresse, la force, la constance au travail, l'intelligence, la prévoyance, la moralité, l'esprit de famille, et, par toutes ces causes, l'aisance générale qui est la pierre angulaire sur laquelle s'appuie l'hygiène progressive... Ajoutons qu'on comprend difficilement qu'un peuple abusant des alcooliques puisse conquérir ou conserver la liberté, sur laquelle est fondée l'égalité devant la loi, source de tout progrès social. »

J'aurais à vous parler maintenant des effets particulièrement funestes de certaines liqueurs, comme l'absinthe, par exemple, dans laquelle on ajoute, au poison de l'alcool, d'autres poisons tout aussi pernicieux ; ce qui double à la fois l'appétence irrésistible du consommateur et la rapidité de l'empoisonnement. Mais ces études de détails me mèneraient trop loin. Il me suffira de vous dire que les effets funestes de l'absinthe sont si évidents et si terribles que le Sénat a été saisi de pétitions demandant l'interdiction absolue de cette fabrication.

Ici se termine la triste exposition que j'ai entrepris de vous faire des misères innombrables et profondes que produit l'abus des liqueurs fortes.

Tout ce que j'ai dit peut se résumer dans les conclusions suivantes :

I. L'abus des liqueurs alcooliques, à quelque degré qu'il soit parvenu, léger ou profond, est nuisible ou fatal à tous ceux qui s'y adonnent.

II. Toute maladie est *grave* ou *mortelle* pour l'ivrogne.

III. La mort du buveur, presque toujours prématurée, est produite, ou bien par une des nombreuses maladies particulières aux alcoolisés, ou bien par une maladie ordinaire ou épidémique, devenue, par le fait de la saturation alcoolique, fatalement mortelle; ou bien enfin par l'idiotisme ou la paralysie générale.

IV. La limite entre l'usage et l'abus est difficile à saisir, et les débuts de l'alcoolisme passent ordinairement inaperçus.

V. On peut craindre le développement de l'alcoolisme chez celui qui boit chaque jour, sinon jusqu'à l'ivresse au moins jusqu'à l'exaltation.

VI. Lorsque l'exaltation ébrieuse quotidienne constitue une *habitude*, l'alcoolisme est déclaré.

VII. Les diverses phases de l'alcoolisme sont :

1º Besoin impérieux d'une consommation exagérée de vin ou de liqueurs alcooliques ;

2º *Habitude* de l'ivresse ou d'une exaltation ébrieuse quotidienne ;

3º *Delirium tremens* : tremblements musculaires, faiblesse des extrémités, hallucinations;

4º Epilepsie alcoolique ;

5º Idiotisme définitif;

6º Paralysie générale.

VIII. La vérité du proverbe : *Qui a bu, boira*, est absolue.

IX. Un individu tombé dans l'alcoolisme confirmé ne guérit jamais *spontanément,* à moins qu'une infirmité ou une maladie ne le mette dans l'impossibilité de boire.

X. Il n'abandonne jamais *librement* ses funestes habitudes par lesquelles il est *fatalement* dominé.

XI. L'alcoolisme amène la mort prématurée ou la dégradation physique et morale de l'individu.

XII. L'alcoolisme amène la dégénérescence et l'extinction de l'espèce.

XIII. Les sociétés, dans lesquelles l'alcoolisme est fréquent, dégénèrent et rétrogradent physiquement et moralement.

XIV. Les sociétés ou l'alcoolisme est général (Indiens) s'éteignent et disparaissent.

XV. Pendant les trois dernières phases, l'alcoolisme est *incurable.*

XVI. Pendant la deuxième et la troisième, il peut être guéri par un traitement approprié, aidé de la *séquestration.*

XVII. Pendant la première phase, et chez les sujets de la deuxième et de la troisième qui ont été améliorés par un traitement, la *force morale réveillée* et *soutenue* peut amener des guérisons définitives.

CHAPITRE III.

—

LE REMÈDE

Je vous ai parlé du poison et de la maladie, il me reste à vous entretenir du remède. Mais quel est le remède à un mal qui est incurable à ses trois derniers degrés, nécessite au deuxième et au troisième, la séquestration et l'intervention des médecins, et ne semble abordabe qu'au premier degré quand on ne peut encore que le soupçonner ?

Nous ne pouvons rien à ce qui est au-dessus de nos moyens et qui est de la compétence des médecins Mais si nous ne pouvons pas arracher à l'hydre affamée les victimes qu'elle étreint déjà de ses bras puissants, nous pouvons au moins, sentinelles vigilantes, jeter le cri d'alarme à ceux qui s'approcheraient trop près du monstre ou qui auraient été déjà fascinés par sa terrible et diabolique influence.

A ceux qui sont sobres, prêchons la persévérance ; et à ceux qui ont déjà un pied sur la pente si glissante des excès alcool.gues, montrons le danger qui les menace et réveillons chez eux la *force morale.*

En d'autres termes cherchons un moyen, non de guérir l'alcoolisme, ce qui nous est impossible, mais bien de l'empêcher de naître. Or ce moyen, nous n'avons pas à l'inventer, il est connu et a déjà fait ses preuves ; il est le seul qui soit en la puissance d'hommes privés et n'ayant point charge de gouverner les autres, le seul enfin qui ait eu une efficacité profonde et décisive. A tous ces titres donc il doit être le nôtre. Ce remède est l'institution de *Sociétés de tempérance.*

Vous dire tous les bienfaits que ces sociétés ont produit, m'entraînerait au-delà des limites que je me suis proposées. Sachez seulement qu'aux États-Unis, où le mal était arrivé à un degré tel qu'on pouvait craindre la dépopulation de certains états, les sociétés officielles ou privées ont réduit le mal des neuf dixièmes et éloigné pour jamais, de leur pays, le fléau destructeur.

Ce n'est pas ici le lieu de discuter les statuts divers des sociétés de tempérance. Ce que je voudrais établir fermement, c'est la détermination bien arrêtée de fonder une association, qui, dans le cercle de notre activité, combatte et détruise, s'il est possible, le vice honteux de l'ivrognerie. Prochainement donc je soumettrai à votre adhésion la résolution suivante :

Les soussignés adhèrent au projet d'institution d'une Société de tempérance.

Nota. **M.** le docteur Benoît poursuit avec persévérance la réalisation de son idée et recevra avec une vive satisfaction les adhésions qu'on voudra bien lui adresser. **Dès** qu'elles seront suffisamment nombreuses, l'association se constituera.

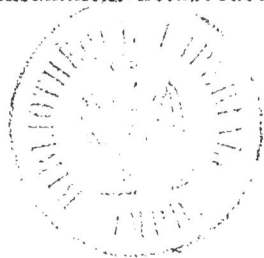

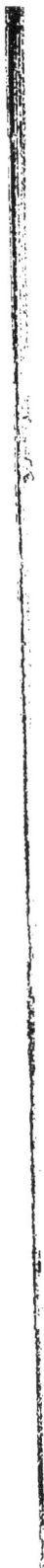

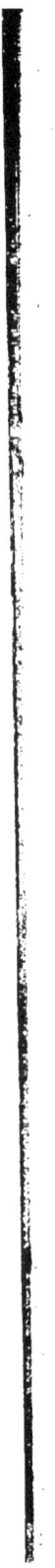

www.ingramcontent.com/pod-product-compliance
Lightning Source LLC
Chambersburg PA
CBHW060452210326
41520CB00015B/3913